TRAITÉ

DES

FLUEURS BLANCHES,

OU

LEUCORRHÉES

UTÉRO-VAGINALES,

CONSIDÉRÉES SOUS LE RAPPORT DE LEUR ÉTHIOLOGIE OU CAUSES, DE LEUR INFLUENCE SUR L'ÉCONOMIE, ET DE LEUR TRAITEMENT, PAR L'EXTRAIT LIQUIDE DE KINA-LOXA, PRÉPARÉ PAR M. MOMBET, ANCIEN PHARMACIEN DU PALAIS DE LA CHAMBRE DES DÉPUTÉS.

PRIX : 1 FRANC.

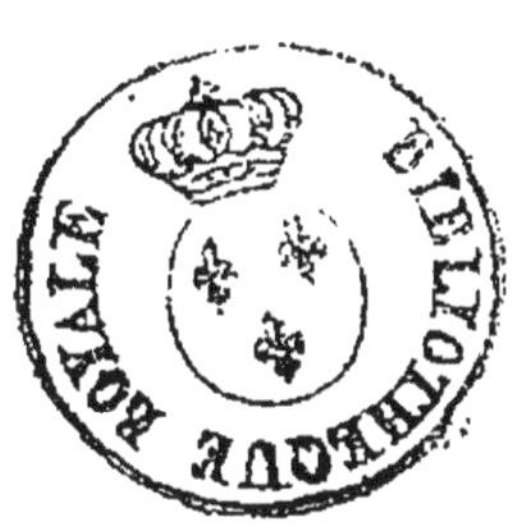

Inter morbos contumacissimos et curatu difficiliores, jure numeratur fluor albus.

Lieut. prax. med. synops. t. 1, p. 537, in-4°. Parisiis, 1774.

A PARIS,

CHEZ { L'Auteur, rue de Verneuil, n° 37 ; Et les principaux Libraires.

1829.

PRIX

DE L'EXTRAIT LIQUIDE

DE

KINA-LOXA.

Il y a des Bouteilles de

10 FR. ET DE **5** FR.

IMPRIMERIE DE LEBÈGUE,
Rue des Noyers, n. 8.

DES
FLUEURS BLANCHES,

OU

LEUCORRHÉES UTÉRO – VAGINALES (1).

Considérations générales.

DE toutes les maladies qui peuvent affecter le sexe féminin, il n'en est pas de plus fréquentes, de moins connues dans leurs causes et de plus graves par leurs effets, que les flueurs blanches ou écoulemens puriformes de la matrice, surtout dans les grandes villes, où toutes

---

(1) Syn. pertes blanches, écoulemens blancs, utéro-vaginaux, flux utérin, catarrhe utérin, écoulemens puriformes de la matrice et du vagin. Sauvag. Nosol. — Etymol. *fluor albus, leucorrhœa,* des Latins. — dérivé de λευκος blanc, et de ρεω je coule, des Grecs.

les conditions hygiéniques ne peuvent être réunies ni régulièrement observées.

Quoique locale en apparence et fixée à un seul organe, cette maladie n'en influe pas moins sur toute l'économie, dont elle trouble les fonctions, principalement lorsqu'elle est parvenue à l'état de chronicité : les digestions alors sont pénibles ou ne se font plus ; la maigreur survient avec plus ou moins de rapidité, ainsi qu'une foule d'autres accidens que nous indiquerons plus loin (1).

Pour expliquer les effets généraux de cette fâcheuse affection, il suffit de connaître l'influence de la matrice sur tout l'organisme, ainsi que les phénomènes sympathiques qui en résultent par le

---

(1) Le célèbre Hoffmann, premier médecin du roi de Prusse, disait, pour signaler les dangers de cette maladie : *Morbus aut morborum cohors*. De reb. Physiolog., Erfurt, 1731.

consensus, ou liaison de tous les organes, et de leurs fonctions au moyen des *anastomoses* encore incomplétement connues, du système nerveux *cérébro-spinal* avec le grand sympathique (1), et réciproquement.

Dès l'origine des sciences médicales, on avait remarqué, sans en donner l'explication faute de connaissances anatomiques, l'influence des fonctions utérines sur toutes celles de l'économie, et les phénomènes morbides qui résultaient de leur dérangement (2). Ces remarques,

---

(1) Grand nerf tri-splanchnique. Chauss., Tab. syn.

(2) *Propter solum uterum, mulier est, id quod est.* Van-Helmont.

Pythagore, Platon, Empédocle disaient que la matrice était un animal dans un autre ζωον εν ζωο susceptible d'entrer en fureur, et de causer du trouble dans les fonctions de tous les organes ζωον επιθυμητίχον.

1 *

fruits d'observations attentives et exactes, sont depuis long-temps confirmées par l'expérience des plus grands médecins, et dans l'état actuel de la science, personne n'ignore que les maladies des organes génitaux de la femme ne soient suffisantes pour donner lieu à d'autres phénomènes morbides qu'on attribue souvent mais à tort à *l'exaltation du système nerveux, à la sensibilité des nerfs, à l'âcreté des humeurs, à la dépravation du sang, etc.*

Il y a une grande ressemblance entre les flueurs blanches et les catarrhes, sous le rapport des causes, comme l'ont fait observer plusieurs médecins. Ainsi, on a remarqué qu'elles sont plus fréquentes et plus abondantes en hiver qu'en été, dans les pays humides et marécageux, comme l'Angleterre, la Hollande, l'Allemagne, la Belgique, que dans ceux qui sont secs et bien aérés. Elles augmentent généralement quand l'atmosphère est chaude et humide.

Il n'est plus permis de douter aujourd'hui de l'influence qu'ont sur l'utérus et ses annexes, les organes des fonctions digestives, même dans leur état normal; l'adage latin, *dùm viget Bacchus, friget Venus*, et cet autre, *quandò viget Gaster, languent vires*, quoique bien anciens tous deux, confirment cette vérité physiologique, que deux fonctions principales et différentes ne peuvent bien s'exécuter simultanément, et que l'une est toujours activée aux dépens de l'autre.

L'immortel Baillou, médecin du xvie siècle, connaissait le vrai caractère des flueurs blanches, en leur donnant le nom de rhume de la matrice. *Rheumata* (1).

---

(1) Ethmuller, en parlant de la leucorrhée,

Le docteur Rega, dans un ouvrage intitulé, *de sympathiâ*, dit en parlant des effets sympathiques de l'estomac sur la matrice : « *Ergò si ab utero laborante plura stomacho contingunt incommoda, non est dubitandum quin ventriculo patiente pati debeat uterus.* »

M. Gardien, dans son excellent ouvrage (1) fait aussi observer que chez les femmes affectées de flueurs blanches (catarrhe utérin), il y a constamment faiblesse générale qui se manifeste particulièrement sur l'estomac dont les fonctions sont troublées.

Hyppocrate, disciple d'Empédocle, en donnant le nom de *leucorrhée* à la

______

s'exprime ainsi : *Quod in naribus corysa, in oculis nimia lacrymatio, hoc et tam in maribus quam in fœminâ gonorrhœa.* — Morgagni partage son opinion. Ep. xlij.

(2) Traité d'ac. de mal. des fem. et des enf. t. 1.

maladie dont nous parlons, a noté avec précision ses fâcheux effets, et l'a distinguée de l'écoulement qui précède ou suit les règles. On est étonné que des auteurs, d'ailleurs recommandables, n'aient pas interprété la définition du père de la médecine ; ni connu l'affection dont il avait si bien déterminé les effets sur toute l'organisation (1).

On ne peut révoquer en doute que la

____

(1) Sous la dénomination de fleurs, *catamenia*, *menstrua*, *purgationes mensuales*, nos grands maîtres désignaient l'écoulement périodique et régulier qui s'opère tous les mois chez les femmes bien portantes, durant tout le temps de la fécondité, époque de la fraîcheur et de tous les attraits dont les poëtes et les mythologues ont décoré la déesse des fleurs et du printemps (Flore). Ainsi on ne doit pas nommer *fleurs* la maladie dont nous parlons, comme l'ont voulu quelques auteurs.

santé de la femme nubile est subordonnée à la régularité des fonctions utérines et que lorsque celles-ci sont troublées, toutes les autres s'exécutent avec lenteur, irrégularité ou perversion, ainsi qu'on l'observe chez un grand nombre de jeunes filles, lors de la première menstruation, et à l'époque de la cessation des règles ou *ménopause.*

Des symptômes et signes des flueurs blanches.

Comme presque toutes les maladies, les flueurs blanches se manifestent rarement tout-à-coup : elles ont des symptômes précurseurs et une marche graduée, à moins qu'il n'y ait concomitance avec une autre affection; ainsi, le plus ordinairement, les femmes éprouvent un malaise général, de l'ennui, du dégoût pour les alimens, des insomnies, ou un sommeil difficile et souvent interrompu par des rêves fatigans, des inquiétudes, du brisement dans les membres, des céphalalgies, des bâillemens, des soupirs, de l'oppression, des palpitations du cœur à la moindre émotion, de la pesanteur dans le bas-ventre, des tiraillemens dans les aines, des bouffées de chaleur précédées de frissons, de douleurs vagues dans les lombes, de coliques; il leur survient quelquefois des efflorescences et des éruptions anomales cutanées, telles que petits furoncles, érysipèles, dartres farineuses, surtout au visage, suivant les remarques du docteur Pinel (1).

On a observé que chez quelques femmes lymphatiques, le flux menstruel était remplacé par des flueurs blanches pério-

---

(1) Nosol. philosop.

diques, et qu'elles ne paraissaient pas en être incommodées, ce qu'on peut concevoir pendant plusieurs années ; mais il arrive une époque où la texture de la matrice se ramollit, et où les accidens que nous indiquerons plus loin, surviennent; le produit de la sécrétion muqueuse peut alors acquérir des qualités différentes, relatives à l'intensité de la lésion organique, et devenir même si âcre, qu'il corrode les parties qu'il touche, et dans quelques cas devient contagieux. C'est sur cette remarque qu'est fondée l'opinion de quelques auteurs modernes sur la non existence du virus syphilitique.

Roussel, qui a si élégamment écrit l'histoire physique et morale de la femme (1),

____

(1) M. le professeur Alibert a publié une nouvelle édition de l'ouvrage de cet auteur, augmentée d'excellentes notes.

a rapidement tracé le tableau des accidens consécutifs des menstrues blanches, en disant: « *la beauté ne naît point où* « *elle s'efface ; l'ordre des mouvemens* « *vitaux s'altère, l'ame tombe dans la* « *langueur et le corps dans le dépérisse* « *ment.* » On ne doit donc point considérer le flux blanc utérin comme le résultat d'une action purement locale, mais bien manifestement lié à toutes les fonctions organiques, du dérangement desquelles il est presque toujours l'effet consécutif.

Les jeunes personnes mal réglées et affectées de flueurs blanches éprouvent de la douleur à l'entrée du vagin, rarement profondément, surtout à l'époque de la nubilité (1), elles perdent l'appétit,

____

(1) On a aussi remarqué des écoulemens vaginaux plus ou moins abondans chez des petites

ont des goûts dépravés et bizarres; leur caractère change tout-à-fait; elles deviennent taciturnes, acariâtres, de gaies et aimables qu'elles étaient auparavant; préfèrent le repos et la solitude aux exercices et aux sociétés qu'elles recherchaient avec empressement. Chez elles, la circulation du sang, la respiration, les sécrétions et les fonctions sensoriales sont parfois troublées, ou languissent au point de faire craindre des suites fâcheuses, surtout quand à ces symptômes se joignent les pâles couleurs, la jaunisse, la maigreur et même des difformités physiques dont la faiblesse générale est une des principales causes, et que tous les moyens orthopédiques ne pourront com-

___

filles, plusieurs années avant la puberté. Le docteur Rayer, médecin à l'hôpital St-Antoine, en rapporte plusieurs exemples dans une brochure qu'il a publiée sur cette maladie.

battre sans l'usage intérieur des médicamens convenables, principalement des
toniques.

A cet âge, et même plus tard, l'écoulement disparaît quelquefois pendant les
règles, qui sont d'un beau rouge comme
dans l'état de parfaite santé : c'est ce qui
avait fait croire à Baglivi que la matière
du flux blanc était fournie par les mêmes
vaisseaux que les menstrues ; Mercatus,
Moriceau, Fernel, Roderic à Castro,
partagèrent à tort son opinion, qui fut
combattue et détruite par plusieurs
grands praticiens, entr'autres par Astruc
et Baillou, qui ont vu simultanément
couler les règles et les flueurs blanches.
Il est du reste maintenant démontré que
le flux leucorrhéique est, comme le dit
M. Gardien (1), le produit d'une sé-

---

(1) Ouvrage cité, page 318.

crétion et d'une exhalation, et qu'il a beaucoup d'analogie avec les catarrhes, quoiqu'en général ces affections n'ont leur siége que dans les membranes muqueuses, si bien décrites par l'immortel Bichat, Trait. d'an. gén. et des memb.; mais est-il bien prouvé, quoique l'aient avancé MM. Chaussier, Ribes, etc., que la cavité utérine n'est point revêtue de muqueuse?

La ménopause, cessation des règles, ou àge critique, est aussi fréquemment précédé ou suivi d'écoulemens leucor-rhéiques plus ou moins abondans, qui minent sourdement la santé en détruisant les forces et affaiblissant l'énergie vitale (1); car outre les symptômes que nous venons d'énumérer, le tissu de la

____

(1) Souvent la matrice ne cesse ses fonctions qu'au milieu des commotions les plus douloureuses. Alibert, Élém. de Thérap. prolég.

matrice change de nature, se ramollit, se désorganise, s'ulcère, devient squirreux et cancéreux. La matière qui en découle est abondante, caillebotée, jaunâtre, verdâtre, roussâtre, d'une odeur fétide (1). Souvent il survient des pertes sanguines abondantes, mélangées de matières grisâtres ou brunâtres, floconneuses, ressemblant à de la lavure de chair (*Lotura carnium*), ou à de la lie de vin rouge tournée. Le col de la matrice se détruit d'abord, puis la totalité de l'organe est bientôt envahie ainsi que les viscères environnans; les lèvres de la vulve s'enflamment, s'excorient et s'ulcèrent.

---

(1) Chez beaucoup de femmes la couleur de l'écoulement dépend plutôt du degré de lésion de l'organe que d'un vice dartreux, érisypélateux, comme l'admettait Chambon, qui n'a pas observé les diverses nuances de l'exécrétion pituitaire de la muqueuse nasale, uréthrale, dans les différens degrés du corysa et de l'uréthrite, etc.

(18)

A ces symptômes locaux il faut joindre des vives douleurs dans les reins et le bassin, des pesanteurs insupportables sur le siége, des engourdissemens et des crampes dans les membres inférieurs, qui se tuméfient souvent et deviennent œdémateux; les ganglions inguinaux (glandes) se gonflent, s'enflamment et suppurent; (1) les viscères abdominaux s'engorgent, souvent l'hydropisie ascite survient; des diarrhées colliquatives ont lieu; une fièvre lente se manifeste, acquiert de l'intensité, le sommeil n'a plus lieu; les fonctions digestives ne s'exécutent qu'imparfaitement; la suffocation est extrême, les douleurs sont intolé-

---

» (1) Il est une époque de la durée des engorge-
» mens de nature à dégénérer en cancer, pendant
» laquelle on peut en obtenir la résolution. » Récamier, Recherches sur le traitement du cancer,
t. 2, p. 208. Paris, 1829.

rables ; l'amaigrissement du corps au plus haut degré, et la mort, attendue avec impatience, vient mettre fin à cet état de souffrances.

Cependant M. le professeur Récamier, médecin à l'Hôtel-Dieu, dit avoir vu des affections cancéreuses qui ne causaient, pendant plusieurs années, que des douleurs *très-modérées* ou nulles ; mais avec un état fébrile paroxistique. Recherch. sur le Trait. du cancer. Il ajoute t. 2, p. 215 et suiv. « Le développement des » affections cancéreuses arrive souvent » sans qu'on puisse, non seulement lui » assigner une cause, mais même sans » qu'on puisse en saisir les occasions les » plus ordinaires, qui sont les change-» mens d'âge, les vices de régime ali-» mentaire, de régime moral, de vête-» mens, d'habitation, de climat, etc.

Des différentes espèces de flueurs blanches ou leucorrhées et de leurs suites..

L'écoulement leucorrhéique utéro-vaginal peut être récent ou chronique ; constitutionnel, idiopathique ou symptomatique ; périodique ou permanent (1).

Le premier, à cause de son peu d'ancienneté, est facile à guérir : aussi est-il

______

(1) M. Gardien, t. 1, p. 525, distingue trois espèces de leucorrheés idiopathiques : 1° par irritation locale ; 2° constitutionnelle ou adynamique ; 3° métalastique. Il en ajoute deux autres qu'il nomme symptômatiques : 1° la spasmodique ; 2° et la sympathique. Pinel portait le nombre des espèces de l'idiopathique à cinq * : Blattin en admet huit.

* 1° Constitutionnelle, 2° métastatique ; 3° syphilitique ; 4° par irritation locale, 5° par suites de couches. A ces espèces Blattin ajoute celles 1° par dérangemens des menstrues, 2° héréditaire, 3° par dérangemens des digestions. Ces diverses espèces seraient encore multipliées si l'on voulait avoir égard aux causes : on en admettrait d'érysipélateuses, de dartreuses, d'arthritiques, etc.

de la plus grande importance pour la femme qui en est affectée de ne pas trop temporiser à recourir aux moyens convenables, car cette affection, parvenue à l'état de chronicité, est dans beaucoup de cas complétement incurable, à cause des changemens qu'elle occasionne dans la structure et les fonctions de la matrice qui se ramollit, perd son énergie normale, devient le centre, la source et le point de départ d'un grand nombre de phénomènes morbides. C'est, parvenue à ce degré, que la maladie dont nous parlons devient chronique et trop fréquemment rebelle à tous les moyens thérapeutiques. En un mot, nous dirons qu'elle n'a plus que quelques pas à faire pour devenir ulcère, squirre et cancer, s'il est permis de personnifier ses phases (1).

____

(1) Cependant beaucoup d'écoulemens utéro-vaginaux, qui ont quelque ressemblance avec le

Mais le temps qu'elle met à passer du premier degré au second ne peut être exactement déterminé; il est soumis à diverses circonstances relatives à l'âge, au tempérament, au genre de vie, aux occupations, aux affections morales, aux maladies antécédentes, ou concomitantes, aux privations, aux excès, et surtout à l'état des fonctions digestives et reproductrices modifiées ou perverties par tout ce qui peut agir directement sur leurs organes spéciaux. *Voyez l'art. Causes*, page 26.

Les flueurs blanches constitutionnelles ou idiopathiques sont inhérentes au

---

pus que fournit le cancer, ne sont cependant point de nature cancéreuse, et c'est à tort qu'on cesserait toute médication. Car, comme le fait observer M. le professeur Récamier, les affections cancéreuses offrent des rapports avec d'autres maladies qu'il ne faut pas confondre avec elles. T. 2, p. 18.

tempérament de la personne, qui est cacochyme et lymphatique, comme le sont en général les scrophuleux et les rachitiques, soit par vice héréditaire, comme l'a démontré le professeur Portal (1), soit par défaut de soins ou par une mauvaise nourriture dans l'âge le plus tendre.

Celles qu'on nomme symptômatiques sont toujours le résultat d'un vice ou d'un virus sans la destruction duquel toute médication anti-leucorrhéique serait impuissante : aussi est-il de la plus haute importance d'en faire la distinction avec soin. On conçoit qu'un écoulement utéro-vaginal de nature syphilitique, dartreuse, psorique, exhantématique, nécessiterait primitivement un traite-ment approprié à ces affections.

____

(1) Traité du Rachitisme et des Scroph. *Ibid.* Phtysie pulmon.

(24)

Les leucorrhées périodiques sont celles qui précèdent et suivent souvent, pendant plusieurs jours, l'évacuation menstruelle. Elles ne sont pas dangereuses, et bien peu de femmes en sont exemptes, à moins qu'elles ne deviennent permanentes, car alors les accidens que nous avons indiqués précédemment peuvent survenir.

Aux flueurs blanches permanentes ou continues, on doit rapporter, chez les femmes qui ont fait des enfans, les écoulemens laiteux dont la nature âcre, corrosive, détermine toujours des phénomènes morbides, locaux et généraux, non moins nuisibles à la santé : bien plus, ces humeurs peuvent devenir contagieuses (1), déterminer, par la copu-

---

(1) N'a-t-on pas vu, dit M. Gardien, de nombreux exemples de maris pris du catarrhe de

lation, des blénorrhagïes uréthrales, et faire soupçonner l'existence de maladies virulentes, contre lesquelles le traitement mercuriel a été plusieurs fois prescrit à contretemps et a causé des accidens plus graves que l'affection livrée à elle-même (1).

Quelle que soit la nature des flueurs blanches, et abstraction faite de leurs ravages sur l'économie, nous dirons encore qu'elles sont les principales causes de la stérilité ou d'une procréation faible et débile qui périt au berceau, ou qui languit pendant plusieurs années avec

---

l'urèthre pour avoir cohabité avec leurs femmes atteintes de flueurs blanches, ou pendant que les lochies coulaient encore? Ouv. cit., t. 1, page 324.

(1) Swédiaur a cité des exemples d'écoulemens urèthraux occasionnés par la cohabitation avec des femmes qui avaient des dartres dans le vagin. (Traité des maladies vénér.)

des infirmités souvent incurables, telles que le rachitisme, les écrouelles, scrophules ou humeurs froides, le carreau (*tabes mesenterica*), la pthysie pulmonaire, etc.

Des causes des leucorrhées.

Considérées d'une manière générale, les causes des flueurs blanches peuvent se rapporter :

1° A l'influence des six choses non naturelles des Anciens, ou, comme le disent les Modernes, aux effets qui résultent de l'irrégularité dans l'observation des règles que prescrit l'hygiène (1).

2° A l'idiosyncrasie ou tempérament des femmes dont la fibre est molle et

____

(1) Science qui traite des moyens de conserver la santé, de prévenir les maladies et de prolonger la vie, dérivé d'υγεια santé, dont la racine grecque est υγειυς sain.

avec prédominance des fluides blancs (1).

Ainsi, comme causes prédisposantes et déterminantes des écoulemens utéro-vaginaux, nous citerons le séjour des grandes villes, où une infinité de circonstances concourent à augmenter la susceptibilité nerveuse et à diminuer les forces digestives, telles que les affections morales tristes, une vie trop sédentaire, oisive ou l'excès du travail, une nourriture trop succulente ou de mauvaise nature, l'abus des mets épicés, salés, des boissons stimulentes et échauffantes, des veilles trop prolongées ou un sommeil immodéré, l'abus des chaufferettes, les vêtemens trop légers ou trop serrés, les chagrins domestiques, l'inquiétude, l'ennui et les émotions vives, l'habitation dans des lieux humides, insalubres et privés du soleil,

____

(2) Gardien, Ouvrage cité.

des accouchemens laborieux, les affections laiteuses, l'onanisme, les excès
vénériens; en un mot tout ce qui peut
occasionner du dérangement dans les
fonctions nutritives, sensoriales et reproductrices.

Comme il n'y a pas d'erreur qui n'ait
été soutenue en médecine, nous dirons
que Alph. Leroy, ancien professeur de
la Faculté de Médecine de Paris, attri-
buait les flueurs blanches des jeunes filles
à la vaccine; mais cette maladie ayant
été observée nombre de fois avant la dé-
couverte de l'inoculation vaccinale, l'auteur n'eut aucun partisan de sa doctrine,
qui fut dans le temps vivement combattue, notamment par des auteurs célèbres
qui s'étaient occupés des maladies des
femmes et des enfans, parmi lesquels
nous citerons M. Gardien, *Traité d'Ac.
de Mal. des fem. et des enf. t. 1, p. 327.*

Traitement.

Le traitement des flueurs blanches doit être dirigé d'après leurs causes déterminantes, leur nature et leur ancienneté : il se réduit en général aux moyens hygiéniques, moraux et pharmaceutiques.

Ainsi pour les premiers, habiter un local sain, bien aéré et exposé au midi ; se vêtir convenablement suivant la saison ; faire des frictions sèches sur le corps et prendre quelques bains tièdes simples ou aromatiques ; ne point rester dans une inaction continue, au contraire exercer les mouvemens du corps par quelques travaux, par la promenade, la danse, l'équitation, sans cependant porter ces exercices jusqu'à la fatigue ; user d'alimens sains et de facile digestion ; ne point surcharger son estomac à chaque repas,

3 ***

en faire plutôt trois modérés que deux avec gloutonnerie; s'abstenir de boissons spiritueuses trop stimulantes et de mets âcres, salés, épicés et fumés, à moins que ce ne soit rarement ou qu'on en ait contracté l'habitude depuis long-temps; éviter toutes les causes de contrariété, d'ennui, de tristesse et de chagrins profonds, ou chercher à les dissiper par tous les moyens possibles, tels que les récréations d'esprit, par la fréquentation de sociétés aimables et gaies; les voyages, les spectacles, la lecture d'ouvrages qui peuvent fixer l'attention; enfin en satisfaisant la passion ou le désir que l'on regarde comme cause déterminante de la maladie.

L'observation de ces conseils, qu'on peut regarder comme préservatifs des flueurs blanches, doivent précéder ou accompagner les moyens thérapeutiques ou pharmaceutiques proprement dits dont nous allons parler.

Moyens pharmaceutiques.

Les flueurs blanches étant presque toujours le résultat d'une faiblesse des voies digestives et en particulier de l'estomac, comme nous l'avons démontré en parlant de leurs causes, c'est donc principalement sur les organes de la digestion que doivent agir les médicamens convenables ; car en rétablissant leur tonicité fibrillaire, la digestion ne sera plus languissante, ne se fera plus par fermentation acide, putride ou anormale, comme l'ont dit les Anciens ; mais bien par fermentation naturelle, physiologique ou normale, *secundum leges naturæ*. Alors tous les phénomènes des fausses ou mauvaises digestions, des dépravations de l'appétit, d'anorexie (1), d'inappétence, de dyspepsie (2), de pyrosis (3), de malacia, d'éructations, etc., ainsi que tous les effets idiopathiques et sympathiques qui en résultent sur presque tous les autres organes de l'économie, diminueront d'abord, puis disparaîtront. Mais c'est principalement sur la matrice que s'opérera l'influence immédiate la plus sensible et la plus remarquable par la diminution et la suppression du flux leucorrhéique, ou écoulemens utéro-vaginaux.

---

(1) Anorexia, δ'α privatif et ὄρεξις appétit, perte ou défaut d'appétit, disposition où l'on n'a aucun désir pour les alimens.

(2) Dyspepsia, de δυς difficilement et de πεπτω je digère, digestion dépravée ou difficile.

(3) Pyrosis, de πῦρ feu, douleur brûlante à l'estomac, avec éructation d'humeur aqueuse, âcre, suite de difficile digestion.

Il n'est pas de maladies contre les-quelles on ait proposé plus de remèdes que les écoulemens utéro-vaginaux, administrés de toutes les manières, sans avoir sûrement rempli l'indication qu'on se proposait.

Cette affection a été de tout temps une mine féconde qu'ont exploitée les empi-riques, les charlatans et les commères ; les uns par des injections (1) et des topiques plus propres à affaiblir encore l'organe affecté, ou à désorganiser sa tex-ture, qu'à procurer du soulagement ; les

---

(1) Les injections astringentes que les femmes se font quelquefois pour supprimer des écoulemens leucorrhéiques sont ordinairement nuisibles, en diminuant l'effet, sans attaquer la cause de la maladie. M. Alibert dit avoir vu une ophthalmie violente survenir chez une jeune femme dont les flueurs blanches avaient été supprimées par l'usage d'une injection astringente. Élémens de thérap. t. 1. p. 142, deux. édit.

autres administrés à l'intérieur, par leur
action délétère sur l'estomac et les intestins, minaient plus ou moins rapidement
la santé en agissant plus directement
sur l'appareil nutritif qu'ils affaiblis-
saient, irritaient et désorganisaient, surtout la membrane muqueuse ou veloutée;
de là les ulcérations, le squirre, le cancer,
les perforations de l'estomac, les affections du pylore et de plusieurs autres
points du canal digestif. Que d'entérites
devenues chroniques et incurables par
l'usage de médicamens donnés comme
anti-leucorrhéens et continués avec opi-
niâtreté, quoique rendant plus malades !

Nous pourrions citer un grand nombre
de femmes qui avaient leurs écoulemens
beaucoup plus abondans et qui souffraient
d'avantage en usant de ces moyens, et qui
cependant voulaient les continuer, pen-
sant que la quantité d'humeurs qu'elles

évacuaient était un bien, et que la source en serait plus tôt tarie, comme s'il était question de vider un clapier renfermant une quantité donnée d'ordures. D'autres attribuant la nature de cette humeur à un lait répandu ou à des glaires, tenaient le même langage. Il n'est peut-être pas un médecin qui n'ait entendu un semblable raisonnement, même de quelques personnes élevées de la société. *Errare humanum est. Hor.*

Les polypharmaques ont presque toujours eu une composition particulière pour une espèce de maladie, qui ne devait agir que contr'elle et sur l'organe qui en était le siége, sans réagir sur les autres parties ou leurs fonctions ; de là l'idée de spécifité et cette foule innombrable *d'arcanes* dont on trouve les descriptions dans plusieurs livres de recettes dites efficaces, certaines, merveilleuses , sans parler de celles que leurs inventeurs, par but de spéculation, conservaient pour eux et les leurs, à titre de secrets de famille, comme si un médicament quelqu'il soit, soumis à l'action des organes digestifs, respiratoires, pouvait directement agir sur un point unique de l'économie sans faire ressentir son influence ailleurs ! N'en est-il pas des médicamens comme des alimens ? Ne faut-il pas, pour produire leurs effets, qu'ils soient soumis à l'action des organes assimilateurs, et qu'ils pénètrent, comme le dit Hyppocrate, des parties les plus internes du corps jusqu'à sa superficie, pour y opérer des changemens nouveaux ? C'est ainsi, dit M. le professeur Alibert, (*Nouv. Elém. de Térapeut.*) « que ce grand homme avait conçu l'idée » la plus juste des puissances assimila- » trices et de cet ensemble d'opérations

» successives par lesquelles l'économie
» animale se répare et se maintient. »

Comme il est démontré et prouvé que
tous les organes sont sous l'influence des
voies digestives ; que l'assimilation n'est
que le complément et la fin de leurs
incompréhensibles opérations, dont le
résultat est la conservation de l'individu
et la réparation des pertes qu'il fait
continuellement, en un mot de *l'incre-
mentum* et du *decrementum* des Anciens,
c'est aussi sur ces voies que les médicamens produisent un effet plus direct
qui réagit bientôt sur toute l'économie,
ou, pour nous servir d'une heureuse
expression de M. Alibert, « les impres-
» sions variées qu'en reçoit le tube diges-
» tif se propagent au reste du corps
» par une communication rapide et pour
» ainsi dire instantanée ; de là vient que
» les médicamens sont le plus souvent

» introduits par cette voie, alors même
» que le médecin cherche à en diriger
» les effets vers d'autres systêmes de
» l'organisation animale. » *Ouvrage cité*.

Les médicamens qui conviennent généralement dans toutes les débilités ou
faiblesses, sont connus sous le nom de
toniques et fortifians, à la tête desquels
se range naturellement le quinquina,
suivant les observations des plus grands
praticiens, notamment Barthez, ancien
professeur de l'école de Montpellier, et
M. Alibert, « à cause de l'énergie per-
» manente qu'il imprime à tout le sys-
» têcme des forces vitales. (1)» Ils agissent
sur la contractilité fibrillaire, appelée
aussi tonicité, à cause de leur action si
puissante pour rétablir les forces de l'éco-

---

(1) Nouv. Élém. de thérap. t. 1.

nomie vivante affaiblie, surtout celles des organes nutritifs.

C'est aussi parmi les toniques et les amers dépuratifs qu'on a cherché les remèdes propres à relever les forces diminuées ou abattues de l'estomac, des intestins, de l'utérus et même de tous les organes de l'économie, administrés sous toutes les formes; mais jusqu'à présent on n'a pu trouver un véritable spécifique, ou du moins une substance dont les effets fussent toujours constans et dont l'usage prolongé ne fut jamais sans inconvénient : aussi, pour nous servir d'une expression du professeur Richerand, nous répétons en parlant des remèdes anti-leucorrhéiques, « que la » pauvreté naît du sein de l'abondance » et que l'on a cherché en vain quelque » moyen efficace au milieu de mille re- » mèdes sans vertu. » *tom. 1. Nosog.*

chirurg. Nous nous dispenserons donc d'énumérer tous les remèdes proposés pour la curation des flueurs blanches, pour nous contenter de décrire celui qui compte le plus grand nombre de succès et qui à lui seul surpasse tous les autres, quand on a apporté dans sa préparation tout le soin qui rend son usage efficace, qu'on l'a pris à des doses convenables et continué pendant tout le temps qu'exigeait l'affection.

Le médicament dont nous voulons parler est connu sous le nom *d'Extrait liquide de Kina-Loxa.* La base ou le principe essentiel de sa composition est le Kina de Loxa (espèce particulière de Loxa qu'on ne doit pas confondre avec *le cinchona officinalis*, quoiqu'il appartienne comme lui à la famille des Rubiacées.) dont les caractères botaniques ont été si bien déterminés par

Ruiz et Pavon, naturalistes célèbres qui furent choisis pour les recherches de botanique faites au Pérou, dans l'expédition de 1777, et dans ces derniers temps par M. Laubert (*Mém. sur les quinq.*) qui s'est convaincu que le quinquina de Loxa est, de toutes les espèces la plus estimée et la plus recherchée. Il ajoute que de temps immémorial il a été administré aux souverains et réservé pour les cadeaux destinés aux princes étrangers.

La rareté du kina ou quinquina de Loxa dans le commerce et même dans les plus grandes officines, pourrait faire présumer que M. Mombet doit avoir beaucoup de difficultés pour s'en procurer. Cette présomption, quoique fondée en apparence, cessera d'exister lorsqu'on saura qu'il a eu des relations avec MM. Ruiz et Pavon, et que ces deux voyageurs dans le nouveau monde l'avaient mis à même d'en avoir une grande quantité (1) qu'il a eu soin de conserver, de n'en point livrer au commerce, dans la crainte de ne plus pouvoir le remplacer et à cause de la modicité du prix des autres quinquina avec lesquels on aurait pu le confondre.

Mode d'administration de l'extrait liquide de Kina-Loxa.

Pour les femmes adultes, la dose est de deux à trois cuillérées à bouche par jour, à jeun et lorsque la digestion sera

----

(1) Les principaux caractères de cette écorce, nommée par M. Laubert, quinquina par excellence, sont (2e mém. sur les quinq.) d'être en petits cylindres de la grosseur d'un tuyau de plume, d'une couleur gris-brun, d'une cassure nette, ne jouissant d'une trop grande amertume, ni stypticité, précipitant l'émétique, le tanin, la gélatine , etc.

faite. Si cette fonction s'opérait difficilement, on pourrait le prendre avec avantage après le repas.

Quand les flueurs blanches sont abondantes, on peut porter la dose à cinq
cuillerées et même plus, dans l'espace de
vingt-quatre heures, si la femme est forte;
mais il faut s'en abstenir dans les maladies inflammatoires telles que la pneu-
monie, la pleurésie, la gastrite aigüe, etc.

Dans la convalescence, il conviendra
d'autant mieux qu'il agit comme tonique;
seulement on commencera par de faibles
doses, comme une cuillerée à café, matin
et soir, qu'on augmentera ensuite pro-
gressivement.

Pour les demoiselles de 10 à 15 ou
16 ans, les doses seront moitié moins
fortes; on les augmentera aussi progres-
sivement, en ayant égard à la constitution
et à l'état des voies digestives. Nous nous

sommes convaincus que ce médicament favorise d'une manière toute remarquable l'apparition des premières règles , relève les forces physiques languissantes, guérit les pâles couleurs, la jaunisse , et fait disparaître les rousseurs de la peau , ainsi que son aspect comme terreux , dans l'espace de quelques mois.

Il n'est pas rare que les premiers flux menstruels soient suivis de suppressions, pendant plusieurs mois , et que durant ce temps, les jeunes personnes éprouvent les indispositions que nous avons signalées précédemment et surtout un état de langueur qui peut donner des inquiétudes pour leur santé : c'est alors que l'extrait de kina-loxa produit les meilleurs effets.

Les jeunes filles , de l'âge de trois à dix ans, affectées d'écoulemens blancs vaginaux, comme on en a vu des exemples assez rares à la vérité, devront aussi être

traitées par cet extrait, à des doses beaucoup plus faibles, de une à trois cuillerées
à café, en plusieurs fois, dans le courant
de la journée.

Mais en même temps qu'on prendra
l'extrait liquide de kina-loxa, on devra
aussi, quand les flueurs blanches seront
abondantes, faire plusieurs fois par jour,
des lotions sur les organes génitaux exter-
nes, en ajoutant à une partie de cet
extrait six ou huit parties d'eau ordi-
naire, froide ou tiède, suivant la saison.

Si l'affection était parvenue à l'état
chronique, il faudrait avoir recours aux
injections vaginales du même liquide
mitigé comme il vient d'être dit, en le
retenant pendant plusieurs minutes,
même un quart ou une demi-heure, au
moyen d'une éponge fine bien nétoyée et
mondée, qu'on aurait perforée pour la
traverser par le syphon de la seryngue,

et qu'on retiendrait par une légère pression à l'entrée de la vulve, après avoir fait l'injection du liquide, en se mettant dans une situation convenable.

Enfin nous dirons que ce médicament étant le meilleur, le plus certain et le plus efficace de tous les toniques connus, sans être irritant, convient à toutes les maladies par faiblesse et débilité des organes de la digestion, dans les deux sexes, quelque soit l'âge : ainsi les scrophuleux, les rachitiques, les scorbutiques, etc., obtiendront les meilleurs résultats de son usage, en y faisant coïncider le traitement hygiénique.

Pour terminer cet opuscule, nous dirons que le but principal que nous nous sommes proposé, a été de faire connaître les causes et les symptômes d'une maladie, dont beaucoup de femmes sont affectées, et sur le carac-

tère de laquelle les médecins n'ont jusqu'à présent rien donné de bien précis.

Nous ne nous dissimulons pas qu'il
eût fallu, pour rendre notre travail com-
plet, rapporter des exemples d'altéra-
tions organiques que nous avons signalées ; mais ne voulant donner à présent
que l'esquisse de nos recherches et pro-
poser un nouveau mode de médication,
qui nous réussit depuis plusieurs années,
nous réservons pour une autre époque
la publication de faits, d'observations et
de résultats anatomiques, qui ne devien-
dront que plus importans pour la science
et l'humanité par la continuation non
interrompue de nos investigations sur
la nature et le siége des maladies utérines.

Nota. Pour garantie de l'Extrait liquide de
Kina - Loxa , toutes les bouteilles étiquetées por-
teront la signature ou la griffe de M. Monthet, et
seront accompagnées du présent traité.